汽车制造行业
职业危害及防护知识
职工普及手册

中华全国总工会劳动和经济工作部 编著

中国工人出版社

图书在版编目（CIP）数据

汽车制造行业职业危害及防护知识职工普及手册／中华全国总工会劳动和经济工作部编著.—北京：中国工人出版社，2018.4

ISBN 978-7-5008-6936-8

Ⅰ.①汽… Ⅱ.①中… Ⅲ.①汽车制造厂—职业危害—防护—手册 Ⅳ.①U468.6-62

中国版本图书馆CIP数据核字（2018）第059960号

汽车制造行业职业危害及防护知识职工普及手册

出　版　人　芮宗金
责任编辑　安　静
责任校对　赵贵芬
责任印制　栾征宇
出版发行　中国工人出版社
地　　址　北京市东城区鼓楼外大街45号　邮编：100120
网　　址　http://www.wp-china.com
电　　话　（010）62005043（总编室）
　　　　　（010）62005039（出版物流部）
　　　　　（010）62382916（职工教育分社）
发行热线　（010）62005049　（010）62005042（传真）
经　　销　各地书店
印　　刷　北京美图印务有限公司
开　　本　787毫米×1092毫米　1/32
印　　张　2
字　　数　15千字
版　　次　2018年4月第1版　2018年4月第1次印刷
定　　价　10.00元

编写说明

人民健康是民族昌盛和国家富强的重要标志。党的十九大报告提出“实施健康中国战略”，习近平总书记强调，没有全民健康，就没有全面小康。职业健康安全是全面小康的必然要求，也是全面小康的重要内容。近年来，在全社会各方面的共同努力下，我国职业健康安全状况不断改善，事故起数和死亡人数连续多年双下降，职业病防治取得积极进展，但发展不平衡、不充分的问题仍然突出，安全生产和职业病防治形势不容乐观。

近年来，我国汽车制造行业发展迅速，产业规模不断扩大，从业人员数量众多。该行业职业病危害因素种类多、分布广，是职业病危害治理重点行业。在广大职工中普及职业健康安全知识，提高自我防护意识和能力，是减少各类职业危害的有效途径。为有效保障汽车制造行业职工职业健康安全权益，全国总工会劳动和经济工作部组织编写了《汽车制造行业职业危害及防护知识职工普及手册》（以下简称《手册》）。《手册》以生动活泼的问答形式，配以详细的语音解读，介绍了汽车制造行业普遍存在的职业危害因素、可能导致的健康损害，以及相应的防护解决方案等内容。该《手册》语言通俗易懂，内容简明扼要，希望它能够为汽车制造行业广大职工掌握职业危害防护基本知识，切实保障自身健康安全发挥积极作用。

在《手册》编写过程中，得到了3M中国有限公司个人安全防护产品部的大力支持，有关职业危害防护技术专家对书稿内容提出了宝贵意见和建议，在此谨表谢意。

由于时间匆促，编者水平有限，恳请广大工会干部和读者对疏漏和不足之处批评指正。

全总劳动和经济工作部

2018年3月

前 言

近年来，随着我国汽车业的发展，汽车制造已成为国民经济中的重要支柱产业之一。汽车制造行业在为经济的快速增长作出贡献的同时，工作场所存在的一些职业危害因素，也威胁着现场作业人员的健康。

汽车制造的主要工艺流程为冲压、焊装、涂装、总装、上线检测及试车，各工序作业人员在工作岗位上接触的主要职业危害因素包括但不限于：噪声、高温、电焊烟尘、锰和铬的化合物、苯、甲苯、二甲苯、一氧化碳、二氧化硫、一氧化氮、二氧化氮、氨、硫化氢、氢氧化钠、盐酸、甲醛、六氟化硫、醋酸乙酯、醋酸丁酯、丁醇、乙二醇等。

对汽车生产车间的职业危害因素的控制措施包括设备技术方面的控制措施和组织管理方面的控制措施。前者可称为“硬”防护措施，后者可称为“软”防护措施。“硬”防护措施主要包括工艺防护、工程防护和个人防护。工艺防护、工程防护是应当优先采取的防护措施，是控制生产环境有害因素的关键措施，也是最有效的措施。当工艺防护、工程防护措施不能有效防护时，应做好作业人员的个体防护措施。

本手册按照汽车制造的工艺流程，帮助现场作业人员辨识工作场所的职业危害，做好个体防护，降低职业健康损害。

目录

第一部分

冲压车间职业危害及个体防护

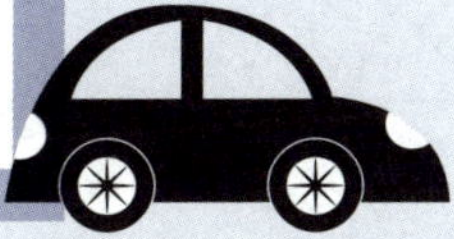

冲压车间职业危害及个体防护

时长：5: 57 分

扫 描 二 维 码

进 入 语 音 版 的 安 全 世 界

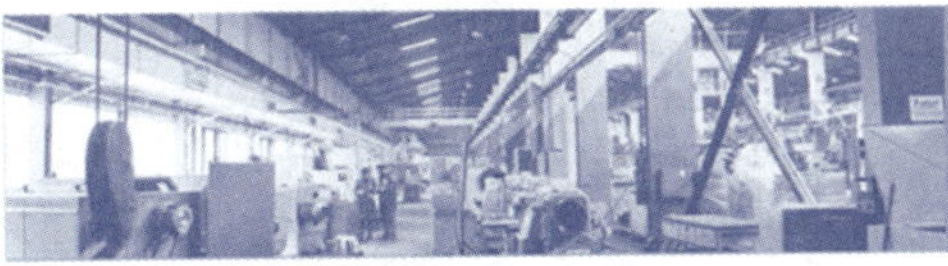

冲压

1 冲压车间的主要工序

冲压车间的主要工序包括备料、开卷、校平、剪切、落料、进库等。

2 冲压车间的主要职业危害因素

（1）钢板和模具的碰撞中，产生大量的噪声和振动，普遍车间噪声平均超过 90 分贝（dB）以上。

（2）冲压过程中有一些切边和冲孔，可能有飞溅的冲击物危害。

（3）钢板冲压完边缘有毛刺，需要进行打磨，会产生噪声、冲击物及呼吸性粉尘等。

（4）模具有磨损造成成型件返工以及模具修补，会有打磨和补焊，会产生噪声、金属粉尘、电焊烟尘、炙热飞溅物等。

（5）冲压过程中脱模油会挥发到作业环境中，形成油雾。

（6）搬运成型件过程中有割伤和砸伤的危险。

3 冲压车间可能导致的主要职业健康损害

冲压车间可能导致的主要职业健康损害包括噪声性耳聋、眼部冲击伤、尘肺等。在所有眼部伤害事故中，因碎片或碎屑等外物造成的外伤比率超过70%。冲压、打磨、切割等操作都可能产生飞溅的颗粒物，并且有一些飞溅物具有很高的速度和能量，一旦这些飞溅碎片击中眼面部，则可能造成擦伤、挫伤或更严重的穿刺等后果。冲压车间补焊接作业的电弧光辐射会对眼睛造成刺激和灼伤，可能导致电光性眼炎、皮肤过敏甚至皮肤癌症等健康损害。

4 冲压车间个体防护要点

冲压车间作业人员主要接触高噪声、金属冲击物、飞溅物，应重点加强听力保护、眼面部防护，进入冲压车间必须佩戴耳塞和安全防护眼镜。另外，冲压车间还会产生金属粉尘、电焊烟尘和脱模油雾等颗粒物，以及割伤和砸伤的风险，应根据危害情况，做好呼吸防护与眼面部、头部、手部及足部的防护。

在穿戴上述个体防护用品（PPE）时，应注意防护用品之间的兼容性能，避免因兼容性问题带来的附加风险。

5 冲压车间听力防护解决方案

从事冲压、打磨、切割作业的人员必须使用高降噪的耳塞或耳罩。

如何正确选择、使用和维护听力防护用品，请认真阅读“第五部分”内容。

6 冲压车间眼面部防护解决方案

在冲压车间从事冲压、打磨、切割、焊接作业的人员必须使用安全防护眼镜、眼罩、焊接面罩或防护面屏；即使是非冲压作业人员进入冲压车间，也必须佩戴安全眼镜或访客安全眼镜。

如何正确选择、使用和维护眼面部防护

用品，请认真阅读“第六部分”内容。

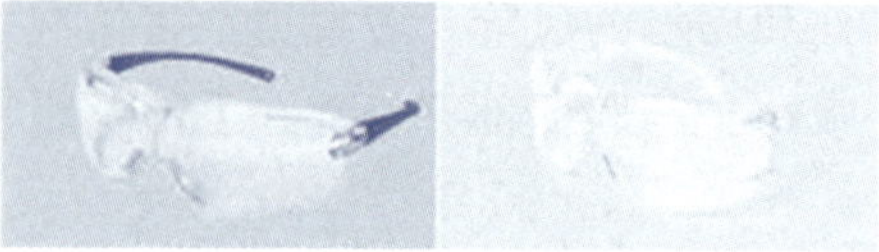

7 冲压车间的呼吸防护方案

冲压车间存在金属氧化物粉尘、冲压油雾等颗粒物，在防护上述风险因素时需要使用防颗粒物口罩或面具与滤棉的组合，或者使用活性炭口罩以降低冲压油雾的影响。

口罩应当符合《呼吸防护用品自吸过滤式防颗粒物呼吸器》（GB 2626）标准，其过滤效率不低于KN90。考虑到长时间佩戴的舒适度，应优先选择带呼气阀的口罩或带阀活性炭口罩。如何正确选择、使用和维护呼吸防护用品，请认真阅读“第七部分”内容。

8 冲压车间的其他防护事项

机械伤害是冲压车间的重要风险，作业人员必须穿着防砸、防穿刺安全鞋，佩戴安全帽，并穿戴机械伤害防护手套。

第二部分

焊装车间职业危害及个体防护

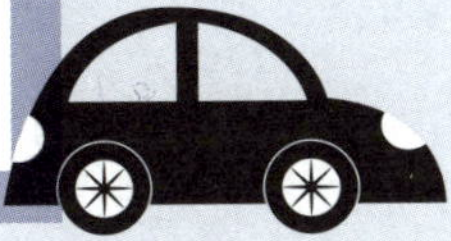

焊装车间职业危害及个体防护

时长：6: 00 分

扫 描 二 维 码

进 入 语 音 版 的 安 全 世 界

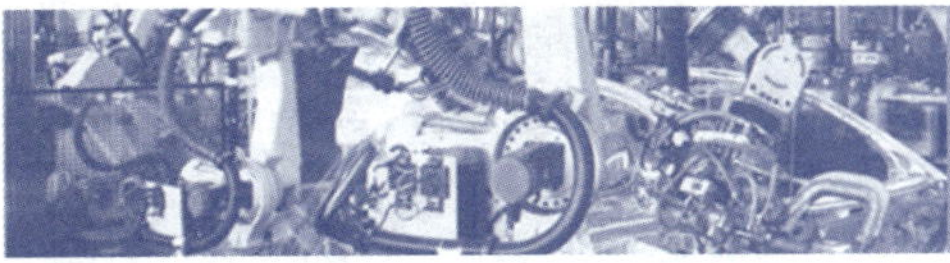

焊装

1 车身焊装的主要工序

汽车车身的焊接包括前围、后围、地板、左/右侧围、顶盖、车门等分总成的焊接。较为普遍的是采用电阻点焊和气保焊的方式，对车身各个部位进行焊接。分总成焊接完成即对焊缝凸起部分打磨，以便进行后续工序。

2 焊装车间的主要职业危害因素

（1）车身各分总成和车身总成的焊接和打磨过程中，会产生大量的焊烟及金属粉尘，焊接烟尘和打磨粉尘给作业者的呼吸系统带来很大的危害和风险；电弧焊接中还会产生臭氧和氮氧化物，对作业者的呼吸系统产生强烈刺激，易引发呼吸系统炎症，甚至肺水肿。

此外，冲压模具的磨损会造成冲压件出现尺寸偏差，车身拼接处缝隙较大，甚至出现冲压件批次质量问题。磨损的模具需要维修，而焊补是常用的手段。

（2）焊接作业人员及焊接辅助作业人员在焊接作业中会接触弧光辐射（其中有紫外线、强可见光和红外线辐射）。

（3）焊接过程中板材接缝会有残余应力，敲击可以消除应力，作业人员需要面对敲击噪声，以及焊接的电弧噪声和打磨噪声。

（4）焊接中存在炙热飞溅金属颗粒的风险。

（5）机械伤害风险。

3 焊装车间可能导致的主要职业健康损害

焊装车间可能导致的主要职业健康损害包括电焊工尘肺、重金属中毒、电光性眼炎、白内障以及眼部灼伤、冲击伤等。

4 焊装车间个体防护要点

焊装车间应重点做好呼吸防护、眼面部防护；同时也要注意听力保护、手部防护、足部防护及头部防护等。

5 焊装车间眼部防护解决方案

焊装车间的焊接作业人员及焊接辅助作业人员在作业场所都会接触焊接光辐射以及焊接飞溅物，必须佩戴适宜的焊接眼面部防护用品。如何正确选择、使用和维护眼部防护用品，请认真阅读“第六部分”内容。

6 焊装车间呼吸防护解决方案

焊装车间焊接作业人员及焊接辅助作业人员会接触大量的焊接烟尘、重金属烟以及有毒有害气体，用人单位管理人员应根据作业现场职业危害情况，为作业人员配备适宜的呼吸防护用品，如防颗粒物口罩、可更换式面罩、正压动力送风呼吸器等。

（1）颗粒物（电焊烟尘）防护。如果作业现场电焊烟尘的浓度低于国家职业卫生标准 10 倍，可使用过滤效率至少满足《呼吸防护用品自吸过滤式防颗粒物呼吸器》（GB 2626）规定的 KN95 级别及以上的防颗粒物口罩，或半面罩配 KN95 级别及以上的防颗粒物滤棉。选用至少 KN95 级别的活性炭口罩，除防护焊接烟尘外，还能降低焊接作业产生的有害气体对焊工的影响。此外，基于焊接作业的特点，建议选用带阀、过滤效率不低于 KN95 的口罩。

（2）尘毒组合防护。焊接作业不但会产生大量的电焊烟尘，也会产生有毒有害气体，根据现场危害情况可选择半面罩或全面罩配适宜的滤毒盒及高效防颗粒物滤棉。

（3）高等级呼吸防护。使用正压电动送风呼吸器，使用人员不需要进行适合性检验，防护等级高，佩戴舒适。

如何正确选择、使用和维护呼吸防护用品，请认真阅读“第七部分”内容。

7 焊装车间的其他防护事项

基于焊接方法的不同，焊接过程中会有炙热金属熔滴飞溅，焊工应使用焊接防护手套、焊接防护服及安全鞋等。

第三部分

涂装车间职业危害及个体防护

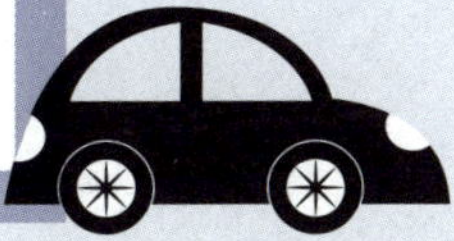

涂装车间职业危害及个体防护

时长：4: 16 分

扫 描 二 维 码

进 入 语 音 版 的 安 全 世 界

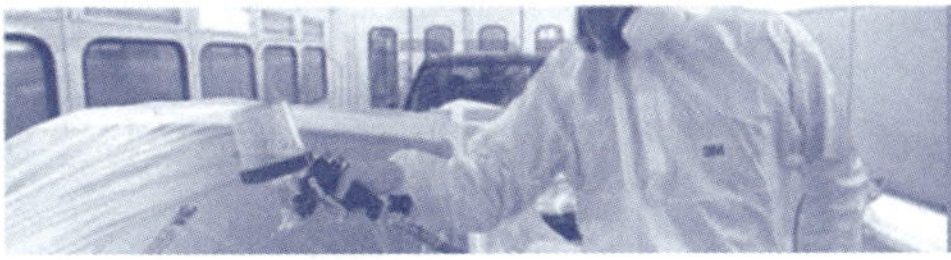

1 涂装车间的主要工序

汽车车身涂装基本工艺过程：白车身→涂装前处理（清洗→脱脂→表面调整→磷化→水洗）→电泳底漆→清洗→烘干→密封底涂→中涂→烘干→色漆→烘干→清漆→烘干。

2 涂装车间的主要职业危害

（1）涂装车间空间较为密闭，内部漆雾颗粒物浓度和有机蒸气（苯系物及酯类物）的浓度较大。

（2）漆雾除了对呼吸系统损害外，沾染到黏膜或皮肤上，也会有刺激性损伤，甚至引起皮肤脱脂。

（3）车架磷化完成后，后工序需要将车身反过来，对底盘部件涂密封胶，通常为PVC材质，有化学物质喷溅和有机蒸气挥发。

3 涂装车间可能导致的主要职业健康损害

调漆、喷涂、涂胶、喷漆等作业人员，如果防护不当，会导致咳嗽、易疲劳、头疼、胸闷、眼部刺激及损害等，严重的可导致再生障碍性贫血、白血病、职业性慢性苯中毒等。

4 涂装车间个体防护要点

涂装车间应重点做好呼吸防护、眼面部防护以及皮肤防护；同时也要注意听力保护、手部防护及足部防护等。

5 涂装车间个体防护整体解决方案

（1）涂装车间内的操作人员必须对呼吸、眼面部、身体皮肤等进行全面防护。一般可使用半面具尘毒套装配安全眼罩和防护服。

（2）正压长管供气式呼吸防护产品，可提供对呼吸器官、眼面和颈部皮肤的全面防护，也为作业人员提供了较高的呼吸防护等级以及佩戴舒适性。

（3）涂密封胶的岗位，建议使用针对有机蒸气的呼吸防护（半面具尘毒套装）和眼面部防护。

（4）涂装车间一般对防静电要求较高，安全鞋和防护服均有防静电功能。

（5）如噪声较大的喷漆房，建议采用预成型耳塞或免揉搓泡棉耳塞，避免因手接触造成的污染。

6 涂装车间化学品处理个体防护解决方案

涂装前道工序中会使用化学品进行车架酸洗、磷化等表面处理工艺，从而起到清除表面油脂、增强漆膜与金属表面结合性能的作用。定期管路清洗的员工，以及添加油漆原料的员工，都有可能接触液态化学品，或进入浓度较高的化学蒸气环境中的风险。除了必要的呼吸和眼面部防护之外，建议用化学防护服进行身体和皮肤防护，并穿着防化安全靴。

第四部分

总装车间职业危害及个体防护

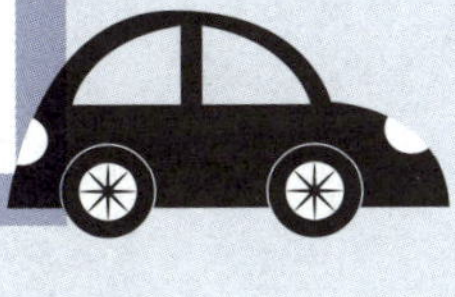

总装车间职业危害及个体防护

时长：3: 06 分

扫 描 二 维 码

进 入 语 音 版 的 安 全 世 界

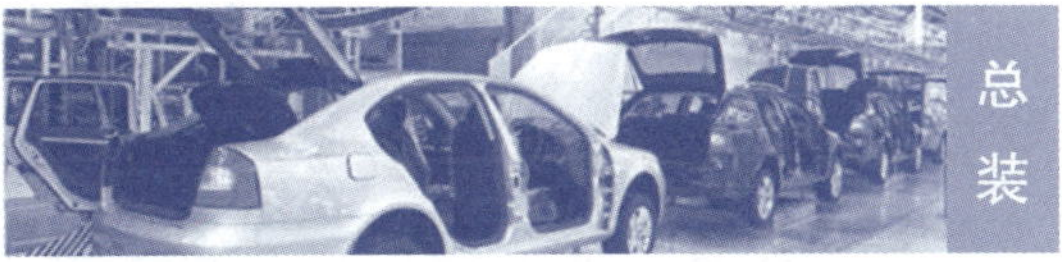

1 总装车间的主要工序

汽车总装包括内饰装配、底盘分装、车门分装、仪表台分装、车轮分装、外观复检、性能测试等工序。

2 总装车间的主要职业危害

（1）装配过程中有较多螺丝等小零件，处理不当可能会向外飞出，有冲击眼面部的风险。

（2）如部分车身有瑕疵，在后道外观检查过程中会进行返修，可能有打磨颗粒物。

（3）对尾气的排放进行检测时，员工会待在地下空间，将探测器伸入排气管中，有接触尾气颗粒物和有害气体的风险。

（4）电动及气动工具会有噪声危害。

（5）新内饰可能有微量甲醛气体。

3 总装车间可能导致的主要职业健康损害

总装车间主要的职业健康损害是金属飞溅物导致眼部损伤；涂胶和燃油加注会接触有机蒸气异味，可能引发作业者的不适；成品车检测人员会接触有毒有害气体和油性颗粒物，导致呼吸道刺激及职业中毒等。

4 总装车间个体防护要点

总装车间应重点做好眼面部防护；同时也要注意听力保护、呼吸防护、手部防护及足部防护等。

5 总装车间个体防护整体解决方案

（1）总装车间可能会使用气动或电动工具，会有一定的噪声，根据情况决定是否佩戴耳塞。

（2）装配过程中可能会有冲击物飞溅，必须进行眼面部防护；另外内饰、座椅可能挥发微量的甲醛，应佩戴活性炭口罩。

（3）成品车检测人员所处位置较为密闭，有接触尾气中的颗粒物和有害气体的风险，建议佩戴活性炭口罩防护。

第五部分

听力防护用品选择、使用及维护

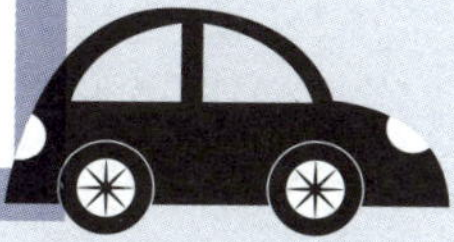

听力防护用品选择、使用及维护

时长：9: 52 分

扫 描 二 维 码

进 入 语 音 版 的 安 全 世 界

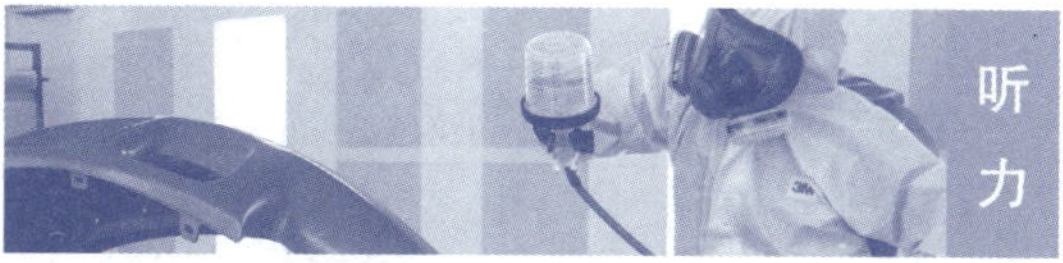

1 听力防护用品介绍

常见的听力防护用品包括各类耳塞和耳罩。

（1）耳塞是可以插入外耳道的有隔声作用的材料。按性能分为泡棉类和预成型两类。

——泡棉耳塞使用发泡型材料，压扁后回弹速度比较慢，允许有足够的时间将揉搓细小的耳塞插入耳道，耳塞慢慢膨胀将外耳道封堵达到隔声目的。

——预成型耳塞由合成类材料（如橡胶、硅胶、聚酯等）制成，预先模压成某些形状，可直接插入耳道。

（2）耳罩的形状像耳机，用隔声的罩子将外耳罩住，耳罩之间用有适当夹紧力的头带或颈带将耳罩固定在头上，也可以有插槽与安全帽配合使用。

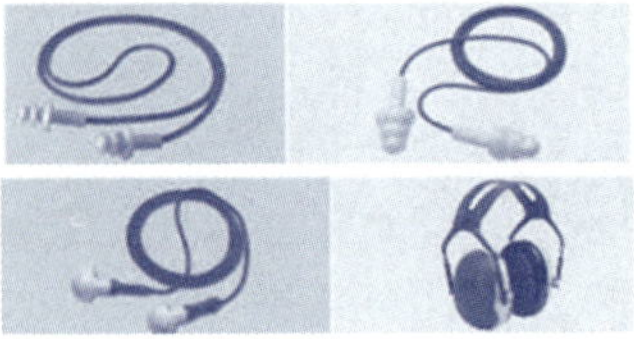

2 选择听力防护用品时要考虑哪些因素

选择听力防护用品时，要考虑作业条件和使用者的特殊需求。

（1）要有合适的降噪效果。

（2）要符合现场环境的要求，如湿热环境尽可能选用耳塞。

（3）不干扰其他防护用品的使用，如同时使用安全防护眼镜时尽量选用耳塞。

（4）舒适性要相对较高，让使用者愿意佩戴，保证足够的佩戴时间。

（5）如果现场作业人员在佩戴耳塞前不能清洗双手，应该选择预成型耳塞。

3 耳塞、耳罩使用佩戴规程

（1）进入噪声作业场所前：

——检查耳塞、耳罩是否完好。

——按照正确佩戴方法进行佩戴。

——做佩戴密合性检查。

（2）在噪声工作区域：

——始终都要坚持正确佩戴。

（3）离开工作岗位：

——到达安全区域后，摘下耳塞、耳罩。

——按照产品使用说明，正确清洁可重复使用耳塞、耳罩。

4 如何正确佩戴耳塞和耳罩

使用者在使用耳塞、耳罩前应认真阅读产品使用说明书，并按照产品使用说明书正确佩戴。

（1）耳塞。

——佩戴泡棉耳塞之前，应先清洗双手。

——左耳佩戴耳塞时，一边用左手将耳塞压扁、揉细，一边用右手从头的后方向上、向外拉左耳耳廓，尽量把耳道拉直，同时用左手将耳塞塞入耳道，耳塞膨胀后在耳道内成型堵住耳道。

——用同样的方法佩戴右耳耳塞。

佩戴预成型耳塞也必须用手拉开耳道，

插入耳塞前不需要揉搓，直接将耳塞插入耳道。

（2）耳罩。

不同的耳罩，佩戴和调整的方法略有不同，应详细阅读产品说明书，需要注意的是应尽量调节耳罩杯在头带、颈带上的位置，使两耳位于罩杯中心，并完全覆盖耳廓；头带应垂直安放在头顶位置；另外，头发、耳饰等都可能影响耳罩的密封，尽量将头发移到合适的位置，如耳饰影响密封，应摘下耳饰，以保证耳罩垫圈的密封。

5 如何自我检查耳塞是否佩戴好

佩戴好耳塞后，应做耳塞佩戴密合性检查：首先按说明书要求佩戴好耳塞，然后双手手掌盖住双耳，听外面的声音，然后将双手拿开，如果前后听到的声响没有明显区别，说明密合良好。如果声响差别较大，说明耳塞没有与耳道很好地密合，需要重新佩戴。

6 离开噪声作业环境摘除耳塞需要注意些什么

摘除耳塞时，应用手旋转耳塞，慢慢地将耳塞转出耳道，切忌将耳塞快速、直接地拽出耳道。

7 为何在噪声场所始终要坚持佩戴耳塞、耳罩

噪声对听力的损害与暴露时间和暴露强度有关，佩戴时间不足往往是导致防护失效的一个重要原因。

佩戴时间缩短，有效防护水平将会出现下降。尽管佩戴耳塞、耳罩后，会有一些不舒适、不适应，感觉说话沟通受到影响，但听力损失是个渐进的过程，为了保护好自己的听力以及自己和家人的未来，在噪声工作场所应始终坚持正确佩戴耳塞、耳罩。

8 在噪声工作场所需要沟通交流怎么办

护耳器的作用是降低噪声水平，佩戴护耳器后，使用者仍然可以听到一定强度的声音，就像戴上太阳眼镜后仍然可以看见周边环境一样。

（1）在噪声工作场所需要短时沟通交流时，在条件许可下，尽量靠近工友，并提高声音，大声说话；或使用纸笔书写交流。

（2）可以使用一按即听耳罩，此类耳罩通过伺服电路功能，将外界声音还原或放大至额定声压级，让佩戴者在电路开启时能较为清晰地听到外界环境的声音。

（3）使用降噪通信产品，此类护耳器可与无线电对讲机、数字无绳电话或移动电话连接，在降噪的同时，提高沟通的清晰度、准确性和便利性。

9 如何正确地维护和更换耳塞、耳罩

耳塞、耳罩的使用寿命是有限的，需要更换和维护，不同产品的维护、保养和更换

要求各不相同，使用者应认真阅读产品使用说明书，按要求正确地维护和更换。

（1）耳塞。

——不能水洗的耳塞，当出现脏污、破损时应废弃，更换新的。

——能水洗、可重复使用的耳塞，出现破损或变形时应更换。

——可清洗耳塞在清洗后，应放置在通风处自然晾干，不可暴晒。

（2）耳罩。

——耳罩垫圈可用布蘸肥皂水擦拭干净，不能将整个耳罩浸泡在水中，尽可能不要接触化学物质。

——耳罩垫圈长期使用后会老化或破损，应根据制造商的建议适时更换配件。

——耳罩头带变松后，将不能很好地密合，需更换新耳罩。

——在清洁、干燥的环境中储存，避免阳光直晒。

10 听力防护验证系统

在职业听力防护领域，一个新兴的趋势

是向护听器的佩戴者提供个体适合性检验，测试耳塞在具体使用者的每只耳朵内的实际防护值，目前已经有多种技术和商业化的适合性检验系统。

实地适合性检验系统能提供有意义的个人声衰减数据，解决了耳塞在应用中关键的实际问题，在全球即将被企业的职业健康管理人员认识、接受并采用，将防护验证测试纳入企业听力保护计划中。同时，这也是一个很好的培训工具，帮助激励教育员工正确佩戴护听器。

第六部分

眼部防护用品选择、使用及维护

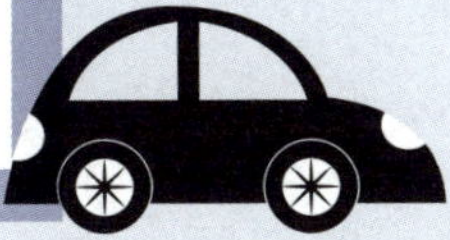

眼部防护用品选择、使用及维护

时长：9: 36 分

扫 描 二 维 码

进 入 语 音 版 的 安 全 世 界

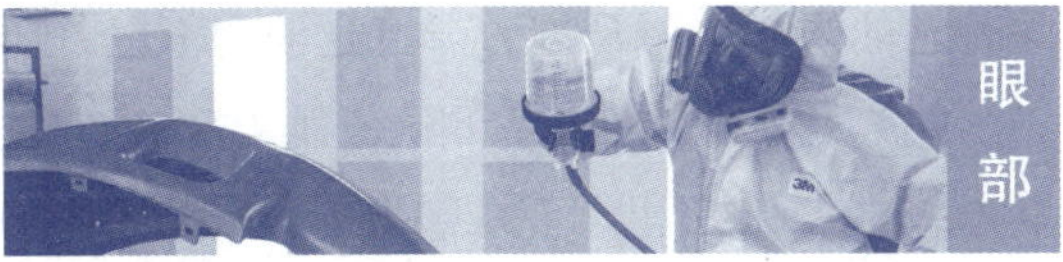

1 常用眼部防护用品

（1）安全防护眼镜。最为常见的眼部防护用具，具有侧翼防护、抗低速粒子冲击。在生产车间、仓储物流、实验室等存在眼伤害风险的场所，必须佩戴安全防护眼镜。

（2）安全眼罩。它能紧密贴合在佩戴者眼周，提供更大防护范围的同时具备更佳的抗冲击能力。眼罩还可以用于防护其他危害，如粉尘和液体飞溅。

焊接护目镜可用于防护某些焊接或切割(如气焊、气割)产生的光学辐射和飞溅颗粒物，或作为焊接辅助用具。

（3）防护面屏。在某些工作环境中，使用安全防护眼镜、防护眼罩可能仍然无法达到防护要求，例如，需要更大的防护面积，覆盖整个面部，以及眼镜或眼罩的抗冲击能力不足以防护现场可能存在的冲击危害。面屏则可以解决这些问题，其抗冲击能力更强，同时它的防护范围从眉骨一直延伸到下巴。

（4）焊接防护面罩。存在弧光辐射（强紫外线、可见光和红外线辐射）、炙热熔滴飞溅的焊接作业需要使用焊接防护面罩。自动变光焊接面罩在起弧的瞬间从亮态遮光号转换到预先设定的暗态遮光号，保护作业者免受强弧光的影响；熄弧后即转换到亮态遮光号，以清晰观察焊接工位。自动变光焊接面罩对提升焊接作业质量和效率、降低作业者的劳动强度具有积极的影响。

2 如何正确选用眼部防护用品

每一种防护用品都有其使用限制，选择眼部防护用品时需要从多方面进行考虑，包括防护水平、综合防护、操作方便、舒适性和成本等。

（1）用人单位职业健康安全管理人员应充分辨识并评估工作场所潜在的眼部职业危害风险和作业环境特点，为劳动者配备适宜的眼部防护产品。

（2）通过试戴选用个性化眼部防护产品。每个人瞳距不同，脸形不同，结合员工的实际情况配备舒适的眼部防护产品。

（3）戴近视镜的员工，需要选择专为戴眼镜人士设计的眼护具。如可罩在近视镜外的防护眼镜或眼罩，也可使用矫视安全防护眼镜。

（4）与作业中使用的其他防护用品及工具的匹配性。例如，同时佩戴防护眼镜和耳罩，插入耳罩的眼镜腿会影响耳罩的降噪效果。

3 眼部防护用品使用佩戴规程

选择了适宜的眼部防护用品，还需要正确地去使用和佩戴，才可以起到有效防护效果。

（1）使用前，应参照使用说明书了解其佩戴方法及注意事项。

（2）佩戴前先检查眼部防护用品是否完好。在佩戴好眼部防护用品后应检查是否稳固，在做弯腰、低头等与工作相关的动作时是否会脱落。

（3）在有眼部危害存在的场所中，应始终坚持佩戴防护用品。管理人员或访客及其他人员临时进入到有眼部危害的场所，也应当遵从相同的安全条例，在工作场所内始终佩戴眼部防护用品。

4 眼部防护用品的维护事项

良好的维护可以延长防护用品的寿命，降低企业的成本。维护保养的方法可参照产品说明书对防护用品进行清洗。

（1）眼部防护用品应专人专用，不建议共用。

（2）为防止镜片刮花，存放时应将镜片朝上放置，避免与粗糙表面接触，不要使用粗糙的纸或布擦拭镜片。

（3）不要使用有机溶剂擦拭镜片，不要用刀或其他工具刮擦镜片表面，也不要与零件、工具等硬物一起堆放。

（4）为了防止眼镜变形，不要在眼镜上放置重物或过度挤压眼镜。

（5）防护眼镜的镜片如果有轻微的擦痕，不会影响其防冲击性能，但当镜片出现影响视线的擦伤、裂纹，或镜片支架开裂、变形或破损时，则必须及时更换。

5 焊接用眼护具有哪些

焊接用眼护具是一种用于防御有害弧光、熔融金属飞溅等对焊工眼睛和面部造成伤害的防护用品。从样式上分为焊接眼罩、被动式焊接防护面罩、自动变光焊接面罩等；依据结构形式的不同，焊接面罩可分为手持式、组合式和头戴式三类；依其工作原理又可分为传统焊接面罩（又称为黑玻璃焊接面罩）和自动变光焊接面罩两类。

自动变光焊接面罩通过自动变光滤光片可以在焊接过程中自动完成亮态和暗态的切换，使焊工的双手得以解放，起弧瞬间不再打眼，无须频繁起放面屏，最大限度地提高了焊接质量、降低了焊接成本，保护了操作者眼睛及面部不受电弧辐射的伤害，适合焊接质量要求高、焊接量大的焊接作业环境。

此外，由于焊接作业除了有弧光危害外，还有焊接烟尘、热的危害，为了给焊接作业人员提供综合、舒适的防护，某些焊接面罩设计成了与送风系统组合使用，可同时提供眼面部及呼吸保护，适合发尘量大、烟尘的危害性高、环境温度高的焊接操作环境。

6 如何正确选用焊接防护眼护具

（1）焊接防护眼护具属于特种劳动防护用品，所选用的眼护具必须取得相关认证。

（2）根据焊接作业量大小、焊接质量控制要求及作业环境情况，选择适宜的焊接防护眼护具。

（3）所戴的防护镜不仅能完全防止紫外线的透射，还要能防止红外线的透射。

（4）头戴式焊接面罩需要根据个人特点调整到合适的状态。面罩必须佩戴舒适，只有舒适的面罩焊工才愿意长时间佩戴，只有在整个作业时间佩戴才能提供充分的保护。另外，焊接面罩的操作及维护必须简便，这样才能最大限度地减少焊工的误操作。

7 焊接护目镜的防护性能及适用范围

焊接护目镜仅提供眼部的防护，不要超出限定范围使用。焊接辅助工在进行气焊等很少有紫外线辐射，但存在强光、红外线辐射，以及飞溅较少的焊接作业时，可以使用焊接护目镜。焊接护目镜不可用于电弧焊操作。

第七部分

呼吸防护用品选择、使用及维护

呼吸防护用品选择、使用及维护

时长：10: 32 分

扫 描 二 维 码

进 入 语 音 版 的 安 全 世 界

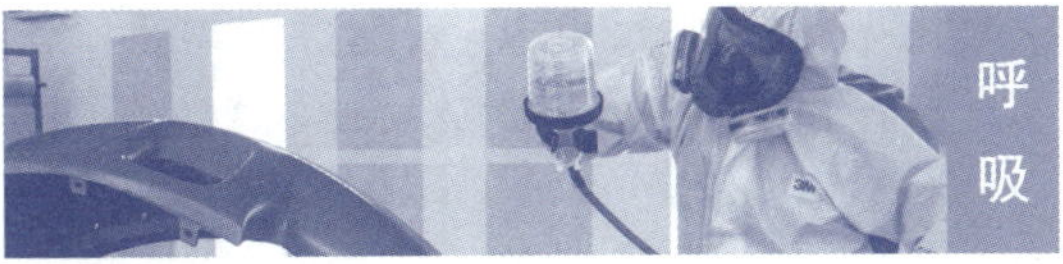

1 常用呼吸防护用品分类

（1）过滤式呼吸器。过滤式呼吸器是依靠过滤元件将空气污染物过滤掉后用于呼吸的呼吸器。使用者呼吸的空气来自污染环境，最常见的是自吸过滤式防颗粒物或防毒面罩。自吸过滤式呼吸器靠使用者自主呼吸克服过滤元件阻力，吸气时面罩内压力低于环境压力，属于负压呼吸器，具有明显的呼吸阻力。

动力送风过滤式呼吸器靠机械动力或电力克服阻力，将过滤后的空气送到头面罩内呼吸，送风量可以大于一定劳动强度下的人的呼吸量，吸气过程中面罩内压力可维持略高于环境气压，属于正压式呼吸器。

（2）供气式呼吸器。供气式呼吸器也称隔绝式呼吸器，呼吸器将使用者的呼吸道完全与污染空气隔绝。长管供气式呼吸器，呼吸空气来自污染环境之外，通过管路把可呼吸器的空气输送到作业者的呼吸区；自携式空气呼吸器（简称 SCBA）则是把可供呼吸的空气压缩到高压气瓶，经减压后供作业者呼吸用。

2 呼吸防护用品的选择

用人单位应按照识别、评价、选择的程序，结合劳动者作业方式和工作条件，并考虑其个人特点及劳动强度，根据《呼吸防护用品选择、使用与维护》（GB/T 18664）的要求选择防护功能和效果适用的呼吸防护用品。在保证安全、有效的前提下，充分考虑劳动者的负荷及舒适性等问题。

（1）呼吸器选择。所选择的呼吸器的指定防护因数（APF）应高于危害因数（GB/T18664）：如果危害因数小于 10，可以选择半面罩；如果危害因数大于 10 小于 100，应选择全面罩；如果危害因数高于 100，应选择动力送风呼吸器、正压式长管呼吸器配送气头罩或其他指定防护因数高于 100 的呼吸防护产品。随弃式防颗粒物口罩（包括活性炭颗粒物防护口罩）不能用于有毒有害气体、有机蒸气的防护。

（2）过滤元件选择。根据工作场所污染物性质，选择能有效过滤目标污染物的过滤元件。

3 如何正确使用呼吸防护用品

认真阅读使用说明书。拿到呼吸防护用品时，首先要做的就是阅读使用说明书，了解使用和维护过程中应该注意的事项。使用人员应接受专业人员的正确使用佩戴培训。

4 呼吸防护用品使用佩戴规程

（1）进入作业区前，检查口罩或面具各部件是否完好，正确佩戴口罩或面具，进行佩戴密合性检查。

（2）在作业区域内，始终都要正确佩戴并留意呼吸区气味变化。

（3）离开作业区域，到达安全区域后，摘下口罩或面具。

5 密合型呼吸器的适合性检验

使用者的面部与呼吸器的密合非常重要，

如果不能达到有效密合，防护就会失效。在GB/T 18664-2002中对适合性提出了要求，并在附录E给出了适合性检验的方法。用人单位应高度重视适合性检验工作，定性适合性检验设备具有便携、有效和对场地无要求的优点，能帮助使用者选择适合的面罩，并了解面罩佩戴与调节方法以及不正确佩戴会导致严重泄漏的危险。

6 呼吸防护用品佩戴密合性检查

（1）防尘口罩。在按说明书要求佩戴好口罩后，双手捂住口罩呼气或吸气，若感觉有气体从鼻夹处泄漏，应重新调整鼻夹；若感觉气体从口罩四周泄漏，则需调整口罩佩戴，以保证口罩与脸部的充分密合。

（2）可更换式防尘面罩。在按说明书要求佩戴好面罩后，先用手掌盖住滤盒或滤棉的进气部分，然后缓缓吸气，如果感觉面罩稍稍向里塌陷，说明面罩内有一定负压，外界气体没有漏入，密合良好；或用手盖住呼气阀，缓缓呼气，如果感觉面罩稍微鼓起，但没有气体外泄，说明密合良好。

7 呼吸器的使用寿命及更换周期

用人单位管理人员根据作业场所职业性有害物质的性质、浓度、劳动者劳动强度、现场环境温度、湿度以及所购买防护用品的性能等有效评估过滤元件的使用寿命，并及时更换过滤元件。

（1）随弃式防颗粒口罩。设计使用寿命为一个工作班，口罩不能水洗，当口罩脏污、破损时应更换，或当使用者自己感觉阻力明显增加时应更换。

（2）可更换式半面罩、全面罩。面罩本体要每天清洁，呼气阀、吸气阀、头带等可更换部件坏损时要及时更换，面罩本体发生变形、裂纹或有破裂迹象时要更换。

（3）防颗粒物过滤元件。当使用者自己感觉阻力明显增加时，应更换过滤元件。

（4）防毒过滤元件。防毒过滤元件的容量有限，对气体或蒸气的防护时间有限，如果不及时更换，使用者就会超标暴露，可能会导致职业伤害事故。滤毒盒的使用寿命会受污染物的性质、浓度、佩戴者劳动强度、环境温度、湿度等多方面因素的影响。为有效制定出科学的更换时间周期表，就需要对各项危害因素进行科学、真实的测定，通过评估确定过滤元件的更换时间表，在失效前进行更换。

8 呼吸防护用品使用中的常见错误

（1）不佩戴或不正确佩戴。操作一结束，没有离开污染作业区就摘下面罩；两根头带，只佩戴其中的一根；改装头带或故意调松头带以降低呼吸阻力等。

（2）维护不当，部件丢失或老化产生泄漏。面具的呼气阀 / 吸气阀丢失或变形；面罩密封垫变形或开裂；头带失去弹性，无法固定面罩等。

（3）口罩不适合使用者脸形，有害物从不密合的密封处泄漏进入呼吸道。佩戴纱布口罩；选择型号不符合脸形大小的面罩；选择鼻夹难以密封的面罩；佩戴没有通过适合性检验的面罩等。

9 呼吸防护用品使用中的其他常见问题

（1）清洗防护口罩 / 滤棉。清洗通常会使滤材过滤效率下降，不同清洗方法影响程度不同，任何时候都不应试图去清洗呼吸器的过滤元件。

（2）将防护口罩 / 面罩戴在纱布口罩外面。防护口罩 / 面具必须紧密地与使用者脸部密合，才能避免泄漏，若防护口罩的密封垫和使用者脸部之间垫有任何其他物质，如头发、胡须，也包括纱布口罩等，都会严重影响口罩的密合，可增加污染物进入呼吸区的机会。